ANTI-KOCH

Une protestation du sens commun

PAR

E. GOETT

AVEC LE PORTRAIT DE ROBERT KOCH

DEUXIÈME ÉDITION

PRIX : **75** CENTIMES

PARIS

W. HINRICHSEN, ÉDITEUR

22, RUE DE VERNEUIL, 22

1891

ANTI - KOCH

Une protestation du sens commun

PAR

E. GOETT

AVEC LE PORTRAIT DE ROBERT KOCH

DEUXIÈME ÉDITION

PRIX : **75** CENTIMES

PARIS

W. HINRICHSEN, ÉDITEUR

22, RUE DE VERNEUIL, 22

1891

ANTI-KOCH

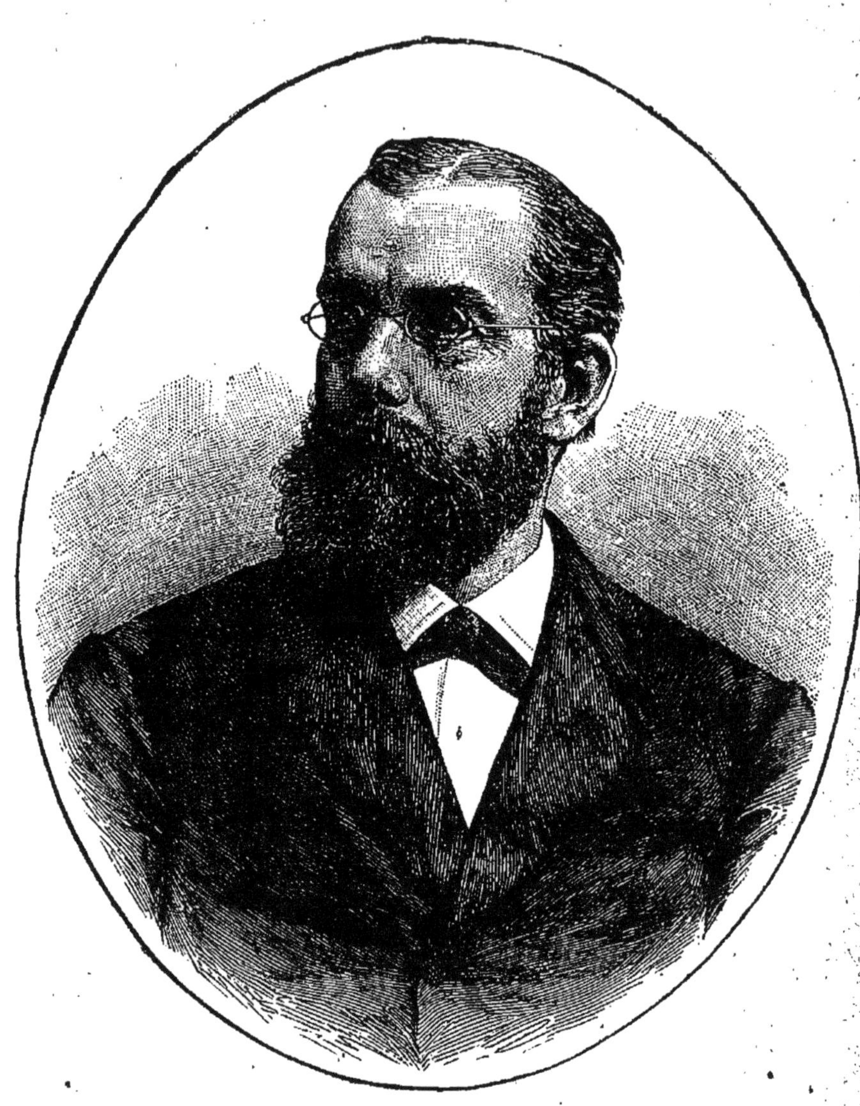

LE PROFESSEUR ROBERT KOCH

ANTI-KOCH

Une protestation du sens commun

PAR

E. GOETT

AVEC LE PORTRAIT DE ROBERT KOCH

DEUXIÈME ÉDITION

PRIX : **75** CENTIMES

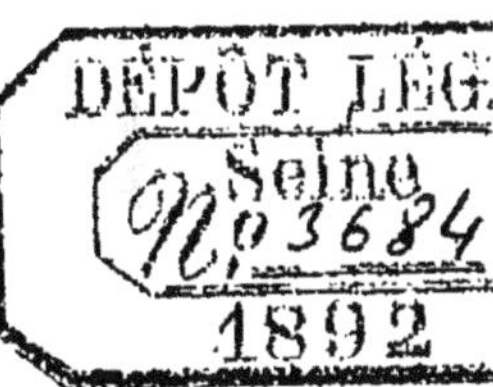

PARIS

W. HINRICHSEN, ÉDITEUR

22, RUE DE VERNEUIL, 22

—

1891

ANTI-KOCH

Il est impossible que celui qui reste calme,
en présence du tourbillon qui emporte autour
d'une idole nouvelle, non seulement les malades aux yeux brillants de fièvre, dont les
joues pâles et amaigries prennent, sous l'in-
fluence de la joie qu'ils éprouvent, des tons
de rose, mais encore la phalange des médecins — il est impossible, dis-je, que l'obser-
vateur froid et impartial ne se rende pas compte
que cette danse de Saint Guy générale, est
un des symptômes caractéristiques de notre
temps.

On se dit avec une profonde émotion qu'elle doit être bien malade cette race humaine, cette race civilisée ! pour s'accrocher si roidement à une faible étoile d'espérance qu'on veut arracher à toute force à la voûte céleste.

La science officielle de ce siècle si éclairé, doit être pourrie jusqu'à la moëlle, pour que, plus insensée, plus avide de miracle, plus incapable de critique que les vrais malades, elle force la porte de la *fabrique de lymphe de Koch* pour raviver avec le « *remède miraculeux* » la science elle-même et la foi que la foule, toujours hésitante et souvent trompée, a toujours eu dans la médecine, cet *art infaillible !*

Comme ils affluèrent en masse les médecins ; comme ils se disputèrent l'honneur d'être les premiers à manifester leur admiration de confrère *au grand homme* et de se surpasser mutuellement dans la proclamation à son de trompe, de l'*Evangile nouveau!*

Et le monde entier, dans sa folle surexcitation, aveugle et sourd par suggestion, a foi dans le Verbe ; il le croit fait chair, il prend le mot « *guérissable* » pour la formule qui fait sauter la porte de salut, fermée à sept verroux, la seringue de Pravaz pour le bâton magique et la lymphe tuberculeuse pour une boisson qui refait une jeunesse et procure le salut éternel.

La pitié que j'éprouve pour les pauvres malades trompés, ma colère contre ceux qui les trompent, si je compare tout ce qui a été dit et écrit, avant et après la publication des « *communications nouvelles,* » me fait monter aux lèvres cette accusation : C'est de l'eau-de-vie que vous nous donnez, ce n'est pas du pain ! c'est du poison et non pas un don céleste ! votre guérison n'est que *supercherie !*

1.

Ce n'est pas la découverte du professeur Koch que je vise, que je veux stigmatiser ici, ce n'est pas contre le savant que je prononce mon « *veto*, » c'est à la manière de rendre cette découverte accessible au public que je m'oppose ; cette manière cesse même d'être du domaine du charlatan, elle est simplement *criminelle*. Oui, c'est un *crime !* car, en agissant ainsi, vous allez juste à l'encontre du but que vous voulez atteindre, et ce crime sera puni tôt ou tard, comme cela arrive partout et toujours à ceux qui n'agissent pas loyalement. Le savant qui a une idée sublime, dans son genre, est à coup sûr, le plus modeste et le plus réservé de ses acolytes ; comme ses devanciers Jenner et Pasteur, il se sait exposé aux critiques. Sûrement, le professeur Koch n'a pas dit un mot de trop dans la communication de ses *essais;* aussi, ses apôtres fanatiques se gardent bien d'affirmer catégorique-

ment et sans phrases : C'est un fait accompli !
La phtisie pulmonaire est guérissable. La possibilité de sa curabilité n'est que de l'histoire ancienne.

Mais est-ce que le monde entier ne partage pas l'allégresse de ce noyau de prosélytes ? Est-ce que tous les journaux ne sont pas remplis de la surexcitation indescriptible des malades, des riches comme des pauvres ? Est-ce qu'on ne construit pas partout des établissements, des hospices dans le seul but de *guérir* la tuberculose ?

Et toutes ces fondations, si florissantes au début, seront infailliblement suivies du krach formidable de toutes les belles espérances attendues et inscrites par le *Temps* dans le grand livre des dettes envers l'humanité, quoique vous fassiez, messieurs les prophètes, pour vous laver les mains, quelle que soit votre dextérité de langue et de plume !

Une hypothèse ne vous suffit pas, pour arriver à une conclusion, vous en faites *vingt;* c'est ainsi que vous décrivez d'abord l'*expérience*. Vous dites ensuite qu'on ne tue pas le bacille tuberculeux, mais le tissu tuberculeux et pas même tout le tissu, mais seulement celui qui est atteint depuis peu ; qu'on ne peut guérir avec quelque certitude, pour le moment, que les manifestations tuberculeuses extérieures, celles de la peau, des glandes, des articulations, du larynx, etc. ; qu'on ne peut guérir la phtisie pulmonaire, proprement dite, qu'au *début;* que les cas plus avancés doivent être abandonnés à la médication ancienne; c'est-à-dire à *l'air.* Vous insistez même sur ce fait, que des rechutes peuvent se produire qui exigeront de nouvelles cures, sans que le malade soit garanti contre les rechutes ultérieures; et finalement, vous n'avez plus recours qu'au couteau du chirurgien pour mettre bon ordre aux graves désordres pulmonaires.

Vous dites tout cela, et vous ne vous apercevez pas que vous vous trompez vous-mêmes et ceux qui ont foi en vous. Car, après les exposés savants, indigestes pour le public non instruit, ou ennuyeux pour ceux que la fièvre d'espérance entraîne, vous commencez vos psalmodies, douces et consolatrices, les tirades sublimes, du triomphe de la science, de l'esprit de l'homme ingénieux sur la nature impuissante. Vous maniez si habilement votre pinceau que toutes les ombres et les taches invisibles du tableau diparaissent sous le vernis rose de vos couleurs.

De là, le triste effet obtenu, sans le vouloir !

Cela s'applique à ce mot mémorable du grand savant : *Après ces expériences, je crois pouvoir prétendre que la phtisie peut être guérie au début.*

2

Cela s'applique à toutes les opinions émises par les hommes compétents jusqu'à cette phrase typique du professeur *éminentissimé* Emmerich de Munich : Ce haut personnage s'exprime ainsi : *Le terrible fléau de l'humanité qui fait tous les ans des victimes sans nombre est guérissable. On n'estime pas assez la portée de ce fait, au point de vue social.*

Ce que le « sauveur » n'ose dire que timidement, ses disciples qui rêvent, non seulement, son empire sur la terre, mais qui en VIVENT surtout, l'annoncent, à son de trompe, au monde qui attend anxieusement sa délivrance, que portera l'avenir, que *doit*-il porter dans ses flancs ?

De grandes désillusions pour les malades, et pour la science des déboires plus grands encore.

Elle a joué sur une seule carte tout ce qui

lui restait de renommée ; celle-ci est déjà à moitié perdue, en joueuse ruinée, elle quitte le tapis vert où elle s'est assise avec une confiance sans bornes.

Car l'on peut être sûr d'une chose : la *maladie* restera, ce n'est que le spectacle de sa marche qui changera, qui sera plus sanglant, plus sauvage ; de nouvelles horreurs s'ajouteront aux anciennes ; la résignation triste et muette se transformera dans une lutte acharnée ; jusqu'alors paisible, l'espérance ne sera plus qu'une contrainte bruyante. Le malade quittera la verdure rafraîchissante et l'air salutaire des forêts pour la table d'opération des bouchers savants et, au lieu de mourir dans sa chambre, on mourra, à l'avenir, dans ces sortes de dépôts mortuaires, préparés pour les masses.

La maladie ne sera pas guérie par *une* injection ; pour *sembler* l'être, il en faudra une centaine ou plus même. Un petit nombre de malades trouveront ainsi dans la prolongation de leur vie une *guérison relative*, mais c'est tout ce qu'on pourra leur promettre. Le reste, et c'est la plus grande partie, sera divisée en deux moitiés : l'une, languira de rechutes en rechutes, jusqu'à ce que, après des *guérisons* multiples, elle arrive à la mort, par suite des germes pernicieux que tout homme tuberculeux porte *en lui* ; l'autre mourra sous le scalpel du chirurgien.

Le « *remède* » ne tue que les tissus tuberculeux atteints depuis peu, parce qu'il doit agir par la voie du sang, et les tissus mortss ont bien morts. Il faudra donc toujours intervenir pour enlever le tissu mort, sans cela toute idée de « *guérison* » devient illusoire. Mais quel chirurgien, quelque habile qu'il soit, même, s'il a réussi à ouvrir la poitrine et si le mal se trouve à la surface extérieure du poumon, (ne parlons pas de l'intérieur) pourrait enlever avec le scalpel la partie malade ou même une caverne, de sorte que pas une parcelle microscopique ne restât ou que la partie du poumon encore sain ne fût pas lésée.

Mais, même, si tout cela était aussi possible que ma raison bornée me le fait trouver impossible, le grand mot de « *guérison* » n'en resterait pas moins un *simple mot*.

La phtisie ne peut pas être bannie de ce monde, de cette race humaine dans la dégénérescence de laquelle elle prend son premier germe. C'est-à-dire, elle ne peut pas être guérie par un « *remède si minime* ». Si c'était possible, je me ferais fort, de résoudre aussi bien par la seringue Pravaz la question sociale, ou les embarras financiers des Argentins ou une peine quelconque, ce qui d'ailleurs, pour continuer ma métaphore, a été essayé dans tous les temps, par les États civilisés.

— Oui, la pensée du professeur Koch est grandiose, mais sa grandeur ne l'empêche pas d'être un non-sens. Même notre science médicale d'aujourd'hui, au moins là, où elle essaie d'être raisonnable, hausserait les épaules si quelqu'un voulait guérir des maladies d'intoxication chroniques, produites par l'alcool, la morphine, l'opium, la nicotine, la caféine, la cocaïne, l'arsénic, etc., autrement que par la suppression immédiate du poison.

Aussi, quoique le monde scientifique tout entier et une bonne partie du public aient applaudi aux premiers essais d'application de la méthode Koch, on ne peut pas ne pas les qualifier d'insensés, car il est impossible d'admettre que l'on puisse guérir l'un des grands foyers d'intoxication chroniques de l'humanité, la tuberculose, autrement que par la suppression du poison, qui en est la cause, c'est-à-dire des *excès* de la *civilisation* qui détruisent le corps et l'âme et de la *pauvreté*, ce mal qui est si souvent l'agent provocateur de la maladie qui nous occupe.

La civilisation, c'est-à-dire, l'état *contre nature* en est la cause, la tuberculose, le symptôme, le bacille le produit et l'agent producteur, et le tout ensemble, et peut-être encore mainte autre chose, constitue ce que nous appelons la « *phtisie* », mot qui implique plus que la *tuberculose*.

Il est aussi impossible de soulager la misère du pauvre, en lui prescrivant du café ou plutôt une infusion de chicorée ou de l'eau-de-vie pour lui permettre de s'assimiler plus facilement sa mauvaise nourriture, parce que, trompé par les apparences de la santé, il néglige le pain, le seul véritable aliment, le seul qui puisse lui procurer des forces, que de guérir les vrais phtisiques, en leur prescrivant des injections répétées, ou en les soumettant à une opération.

Il ne s'en suit pas que les symptômes étant amendés ou supprimés, la maladie soit guérie.

Chez l'homme instruit, chez l'homme riche, le remède de **Koch** sera d'une application superflue, parce qu'il peut espérer, par la médication naturelle, arriver à la guérison. Mais il n'y arrivera que par *un retour physique et intellectuel à l'état de nature, car seul cet état primitif permet de lutter victorieusement contre les influences nocives qui nous entourent.*

Le traitement que je préconise est bref et ne trouvera probablement pas grande faveur aux yeux du monde qui aime à être trompé par les mots longs, sonores, et par des travaux étrangers, volumineux. Il se résume en un mot : *état de nature;* ajoutez-y le « travail », la

« tempérance », la « propreté » et la « chasteté » et son efficacité est infaillible.

En effet, si la race humaine voulait ainsi, lentement et constamment, se fortifier et retourner à l'état de nature, en retranchant de son existence la fainéantise, le luxe efféminant, les jouissances énervantes, la gourmandise, l'alcoolisme ; si elle voulait s'habituer à la sueur fortifiante du travail, aux exercices du corps, à la simplicité de la vie, il y aurait l'espérance que les excès et tous les vices qui sont les vrais organismes destructeurs de l'humanité, disparaîtraient un jour du monde.

J'ai dit tout cela pour l'homme indépendant, libre, aisé, qui *peut* se guérir.

Mais, que fera le *pauvre*, celui qui dépend des autres, qui est, sans merci, pris dans l'immense filet de fer de l'araignée sociale, ce monstre avide de sang, de sueur et de larmes.

Ces millions d'esclaves, on ne réunit pas de congrès pour *les* sauver, mais bien, pour conjurer le danger qui vient d'eux et menace ceux qui sont leurs maîtres.

On leur fait de grandes promesses, car l'humanité de notre temps fait tout en grand, à ces masses qui souffrent et qui pleurent, qui tournent aussi avec confiance leurs yeux vers le Saint-Graal. On leur promet un traitement gratuit par la seringue de Pravaz, cet instrument merveilleux qui, d'après le professeur Emmerich, est appelé à résoudre la question sociale.

Ceux qui sont atteints de phtisie pulmonaire, comme ceux qui ont d'autres manifestations tuberculeuses, seront livrés au sauveur nouveau et à ses 70,000 disciples pour être guéris aux frais de l'État.

Et malgré tout, après le traitement suivi, tous ces malheureux, le mineur, le polisseur d'acier, la pauvre couturière ou l'ouvrière des fabriques, tous les ouvriers de ces métiers sans nombre, dont 5o o/o meurent de maladies pulmonaires (dans les mines de p'omb à la Cornouaille, jusqu'à 66 o/o !) retournent à leur misère, pour redevenir la proie de la *même* maladie.

Il est impossible de guérir par le « remède », la tuberculose du pauvre, comme il est impossible de guérir sa misère. Cette cure n'est qu'une aumône inutile, aussi inutile que si je lui offrais un verre d'eau-de-vie, s'il mourait de faim.

Et il ne peut pas s'aider lui-même.

Son impuissance, son manque de liberté, son ignorance le tiennent, avec une main de fer impitoyable, sous le joug de peines sans fruit d'un poison dévorant. Le torrent du temps le jette irrésistiblement dans les villes, dans les fabriques ou dans tous les vices de

notre siècle, et le tourbillon mugissant de l'hy-
per-civilisation, tout ce qui est *contre* l'état
de nature et la raison, l'y retient et le tue de
bonne heure. Il n'y a pas de seringue de Pravaz qui puisse arrêter cette mort ; à l'arbre
de la science, il n'y a pas de fruits dont on
puisse extraire un *virus* salutaire.

Je ne veux même pas supposer que l'Etat
et l'Industrie ne font ces essais que pour se
conserver un ouvrier, comme les propriétaires
d'une plantation ne soignent leurs esclaves
que dans la crainte d'une révolte, ou s'ils
croient plus avantageux de les soigner que
d'en acheter d'autres.

Non, je crois fermement à la *charité*. J'y
crois comme à un soutien de l'ordre social
ébranlé, mais je plains, dans ce cas, les victimes qu'on veut rendre heureuses, je ris des
hommes honnêtes trompés et je lutte contre
les prétendus *bienfaiteurs*.

Cette lutte sera dure, en effet, et les armes dont on se sert sont particulières.

Toute la science médicale s'est avancée *trop vite*; elle s'est engagée trop profondément; elle a placé, dans sa confiance aveugle, toutes les valeurs encore solides dans ce papier exotique. La « hausse » était trop grande pour qu'elle ne soit pas suivie d'un krach complet. Mais comme les Rothschild et les Baring médicaux ont mis tout en jeu, ils se défendront avec d'autant plus d'acharnement.

C'est en vain! Le professeur Koch lui-même, dans son vol d'aigle vers le ciel, n'en tombera pas moins comme Icare.

Mais cette crainte n'arrivera pas de si tôt.

Dans toute l'armée des médecins, pas un n'a osé élever la voix contre son infaillibilité.

Cela prouve une fois de plus que c'est dans la médecine comme dans les autres sciences; l'un mène le troupeau et les autres suivent;

mais tous sont plus Pape que le Pape lui-même dans les questions d'hérésie.

C'est pourquoi le Pape, au milieu des cris de triomphe de son clergé, Lui, le vulgarisateur, le défenseur, le dernier rempart de la vaccination, ce grand « humbug » de tous les temps, peut déjà parler d'une nouvelle obligation.

Il veut forcer l'homme de *croire*, il veut forcer la *nature d'obéir*. Eh bien ! nature, grande créatrice du monde, notre mère, mère de ces petits globules de la matière dont nous sommes tous formés, il ne nous suffit plus de te mesurer, de te sonder, pour te connaître ! Allons plus loin et proclamons-le bien haut : Te voilà prise ! Maintenant, nous te forcerons ! Nous te connaissons si bien que nous n'avons plus besoin de toi ! Car ce que tu ne veux pas ou ne peux pas faire, nous le ferons nous-mêmes avec les poudres, les pilules, les gouttes, les seringues et, si ce n'est pas assez, avec le *couteau!* Et qui ne se soumettra pas, sera soumis par la force; nous la possédons ét la force prime le droit !

Notre Sauveur ne manqùera pas de secours et d'applaudissements, si le comité du Reichstag, nommé pour fixer *les mesures propres à faire disparaître la tuberculose*, et présidé par celui, à qui le monde doit une découverte de plus, propose une nouvelle loi de *contrainte* aux députés. Ce serait, en effet, dans le goùt et le système de notre temps ; la joie triomphante générale en est la preuve.

Mais cette joie serait encore plus grande, si le savant de génie voulait bientôt découvrir un remède de guérison et de préservation contre les dangers de l'alcoolisme et des autres vices, pour qu'il commence dans le monde, une *ivresse* telle, que jamais l'humanité en délire n'en a rêvé de semblable.

Oui, *grand homme*, découvre un médicament universel contre les *démons* de l'univers, qui tiennent dans leurs griffes le cerveau, le cœur, les poumons, l'estomac, etc., de l'homme ; découvre ce remède de *salut* et tu seras encensé à travers les temps et par tous les peuples de la terre.

Tu en as déjà fait l'épreuve. Ta *lymphe tuberculeuse* est inscrite dans la folie humaine à ce vaste paragraphe 11, qui peut se résumer ainsi :

A quoi bon?!

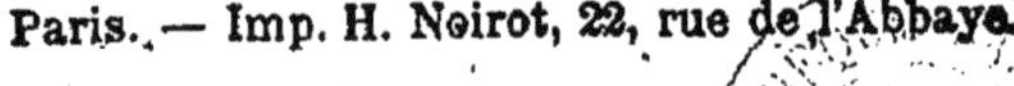

Paris. — Imp. H. Noirot, 22, rue de l'Abbaye.